PUBLICATIONS DU *PROGRÈS MÉDICAL*

DE LA

RECHERCHE DE LA GLYCOSE

DANS LES URINES

PAR

L'ACIDE PICRIQUE

Par Paul THIÉRY

Aide d'Anatomie de la Faculté de médecine
Interne à l'hôpital du Midi

PARIS

AUX BUREAUX DU
PROGRÈS MÉDICAL
14, rue des Carmes, 14.

A. DELAHAYE & E. LECROSNIER
ÉDITEURS
Place de l'Ecole de Médecine.

1886

DE LA

RECHERCHE DE LA GLYCOSE

DANS LES URINES

PAR

L'ACIDE PICRIQUE

La recherche de la glycose dans les urines étant un fait capital dans le diagnostic du diabète sucré, on ne doit pas être étonné lorsque l'on considère le grand nombre de réactions par lesquelles la chimie clinique s'est efforcée de déceler ce corps dans l'excrétion urinaire. Sans vouloir en donner un tableau complet, nous rappellerons seulement que l'on peut grouper les propriétés de la glycose urinaire sous trois chefs principaux.

Preuves physiques : polarimétrie.

Preuves chimiques.

Preuves d'ordre biologique : fermentation.

La polarimétrie est un procédé sûr et rapide, mais bien peu à la portée du praticien, lorsque celui-ci exerce en dehors des grands centres, car là seulement des appareils de physique sont à sa disposition.

La fermentation doit être également rejetée à cause du temps qu'elle exige pour s'accomplir et des inconvénients inhérents à ce mode de recherches.

Il ne reste donc plus que deux sortes de preuves pour le médecin qui n'a point de laboratoire à sa disposition, surtout pour le médecin de campagne qui ne peut pas toujours faire soumettre à une analyse précise l'urine de ses malades et qui souvent aussi recule devant un voyage fait à la ville la plus voisine pour y faire analyser l'urine suspecte.

Ces signes sont de deux ordres : les uns chimiques,

les autres, que l'on pourrait appeler signes probables, parmi lesquels quelques-uns sont presque certains : le prurit et le phimosis diabétique, par exemple, sur lesquels M. le professeur Sée a souvent attiré l'attention, la stomatite, enfin la polyphagie, la polyurie et les éruptions cutanées, l'absence de désirs vénériens et bien d'autres encore.

Souvent un diabète a passé inaperçu jusqu'à ce qu'une circonstance toute fortuite fit découvrir la véritable nature de la maladie. La plupart des traités de pathologie mentionnent, à l'appui de cette assertion, un grand nombre de faits curieux et instructifs.

A côté des probabilités cliniques, état poisseux du linge, prurit et balano-posthite, concrétions blanches et mamelonnées sur les poils du pubis et du scrotum, on trouve des faits nombreux de malades soignés pour des affections les plus diverses jusqu'à ce qu'un animal domestique, un chien, un chat, en léchant les gouttes d'urine répandues par le malade vînt attirer l'attention du médecin et mettre sur la voie du diagnostic.

Nous ne voulons, pour preuve de l'importance de ces hasards, que la remarquable clinique faite par M. le professeur Hardy (1).

« Il est rare, dit-il, qu'on arrive au diagnostic par le grand chemin et en abordant le vase de nuit du malade..... L'urine est sirupeuse, empèse le linge et laisse quelquefois des traces sur les vêtements, surtout sur les étoffes noires et de laine. Il reste sur le pantalon des taches blanches. Ainsi, j'ai observé un magistrat qui se croyait atteint de maladie vénérienne en voyant des taches blanches sur sa robe, ce qui me mit en éveil et me fit découvrir le diabète.

Dans les campagnes vous verrez souvent un signe

(1) Voyez *Gazette des hôpitaux*, 18 novembre 1879 et numéros suivants.

vulgaire et cependant révélateur ; les mouches sont attirées par l'urine diabétique et on trouve des cadavres de mouches ou de fourmis dans le vase de nuit. »

Ces mots nous font bien comprendre l'importance qu'il y a pour le médecin de campagne à être attentif aux faits les plus insignifiants en apparence, et ce diagnostic de l'urine sucrée par la présence des mouches montre jusqu'où doit descendre l'observateur et jusque sur quels détails infimes doit porter son examen. Enfin, et pour nous pénétrer encore davantage de l'intérêt que l'on doit attacher à cette question de la réduction du nombre des réactifs dans la pratique civile, le même professeur ajoute :

« Notons un signe qui, autrefois, était presque le seul : la saveur sucrée de l'urine; on trempe le doigt dans l'urine et on goûte ; une fois n'est pas coutume ; n'omettez pas ce moyen et votre diagnostic sera fait immédiatement et sans qu'il soit besoin d'aucun réactif ni d'aucune analyse. »

Voilà un bon précepte : Pour nous, nous n'avons pas hésité à le mettre plusieurs fois en pratique ; mais bien des médecins, croyons-nous, reculeront devant cette extrémité, surtout à la campagne, où l'amour de la science n'est pas, en général, poussé très loin.

De plus, nous ne croyons pas que le goût puisse également suffire dans mainte occasion : nous nous sommes appliqué à rechercher, de cette manière, la glycose dans plusieurs cas où les dosages nous avaient fait reconnaître une proportion de sucre variant entre 10 et 20 gr. ; nous n'avons pas retrouvé la saveur sucrée que l'on perçoit bien lorsque le chiffre de la glycose monte à 35 et à 40 gr. et au delà par litre. Cependant 20 gr. de sucre, c'est un chiffre dont le médecin doit tenir compte, surtout s'il y a polyurie, et nous pouvons, dès maintenant, en conclure que la gustation n'a de valeur que si elle a pour résultat l'affirmative : dans le cas contraire, l'absence de sucre n'est pas démontrée et il faut en accuser probablement la saveur fade et farineuse de la glycose qui est perçue bien avant la saveur sucrée.

Parmi les procédés chimiques, généralement usités, nous examinerons seulement les principaux. Ils sont innombrables, car la glycose étant un corps réducteur, intervient en cette qualité dans la plupart des réactions qui lui ont été attribuées comme propres.

De toutes ces réactions, la meilleure nous paraît être la réduction des sels de cuivre en présence de la potasse par une des liqueurs de Fehling, de Violette ou de Bareswill.

La coloration noire du sous-nitrate de bismuth en présence du carbonate de soude est infidèle et douteuse, car elle se produit avec les sulfures; la coloration brune par la potasse ou la chaux est meilleure, mais encore n'est-elle pas toujours due à la glycose.

Quant à la décoloration du carmin d'indigo et à plusieurs autres réactions plus ou moins compliquées, ce ne sont que des réactions de laboratoire exigeant des réactifs spéciaux, que le médecin éloigné des villes ne peut posséder.

Il nous resterait donc surtout la réaction cupro-potassique: mais ici interviennent des difficultés nombreuses: c'est un réactif liquide, par suite difficile à transporter; de plus, il est excessivement altérable et peut, à la suite de cette altération, subir la réduction sans exiger la présence de glycose, par conséquent induire en erreur. Malgré tous les différents titres auxquels on emploie la liqueur, les chimistes n'ont pu éviter cet inconvénient : conservation possible seulement à l'abri de la lumière; altérabilité extrême qui doit faire rejeter toute liqueur préparée depuis plusieurs mois, souvent alors même qu'elle a été conservée dans des flacons de verre coloré.

Ajoutons, enfin, que chaque village possédant un médecin n'a pas toujours un pharmacien, et l'on comprend tous les désavantages que peut présenter, dans ces conditions, un réactif aussi altérable.

Pendant notre séjour à l'hôpital Saint-Antoine, M. Chauffard, professeur agrégé de la Faculté, attira notre attention sur une réaction publiée et employée en Angleterre, et regardée comme une innovation en clinique, bien que, connue depuis longtemps en chimie, comme nous avons pu nous en assurer au moment de nos recherches.

L'acide picrique était employé, en effet, en Angleterre, à la fois pour la recherche du sucre et pour celle de l'albumine d'où le nom « universal test » qui lui a été donné et qui témoigne de sa double application aux recherches urologiques. Ce réactif est, à notre connaissance du moins, peu répandu en France et, cependant, il nous semble appelé à entrer dans la pratique pour plusieurs raisons :

Le médecin a intérêt à réduire au plus petit nombre qu'il lui sera possible les réactifs dont il fait usage ; il doit préférer ceux dont le transport et la conservation sont faciles.

Or, l'acide picrique réunit ces conditions : tout le monde sait, en effet, qu'il se présente cristallisé sous forme de paillettes de couleur jaune-pâle non déliquescentes et non altérables.

Il est facile à mettre en solution puisqu'il est soluble à $\frac{1}{86}$ à 15°, à $\frac{1}{81}$ à 20°, titre suffisant pour produire la réaction que nous allons étudier. Il est très soluble dans l'alcool et l'éther. Enfin, ajoutons encore qu'il est peu coûteux et que sa solution hydro-alcoolique ou hydro-acétique est un des réactifs les plus précieux pour déceler l'albumine. Nous n'insistons pas sur cette réaction bien connue qui est la base du procédé rapide de dosage de l'albumine connu sous le nom de méthode d'Esbach.

Ceci dit, étudions la réaction picrique de la glycose.

Nos premiers essais ont porté sur une urine qui contenait quarante grammes de sucre environ : ils ont tous échoué jusqu'au jour où nous avons additionné l'urine d'une solution de carbonate de soude. En effet, il est un premier point à noter : c'est qu'on doit agir en solution alcaline ou neutre.

L'urine étant donc neutralisée, on chauffe à ébullition dans un tube à essai et on maintient celle-ci quelques instants ; on ajoute peu à peu la solution d'acide picrique et le liquide qui était d'abord jaune d'or passe insensiblement à la teinte orangée, groseille, rubis, cramoisi ; à ce moment, et si l'on continue de chauffer, la teinte vire au brun bistré, puis au brun foncé et garde après refroidissement une couleur qui se rapproche de celle que présente une solution concentrée d'acide chromique. On peut encore obtenir la réaction en chauffant le mélange d'urine et de carbonate jusqu'à ébullition, puis ajoutant l'acide picrique et laissant reposer le tube, la teinte s'accentue peu à peu et atteint le rouge cramoisi au moment du refroidissement. Cette coloration est assez caractéristique, elle est très analogue à celle que produisent les sels ferriques en présence du sulfocyanure de potassium. En résumé, les teintes que l'on obtient varient, suivant la durée de l'ébullition, du rouge rubis au brun foncé.

Une manière très élégante de produire la réaction en anneau coloré consiste à chauffer le mélange d'urine et d'acide picrique et à laisser tomber au fond du tube un cristal de carbonate de soude : la réaction a lieu immédiatement au niveau du sel avant sa dissolution complète.

On peut aussi ne chauffer que la partie supérieure du tube, comme on le fait pour la coagulation de l'albumine, et, dans ce cas, le contraste entre la partie inférieure du liquide restée de couleur jaune d'or, et la partie supérieure devenue rouge ou brune, est encore plus frappant.

Nous devons noter d'ailleurs qu'il est indifférent d'intervertir l'ordre d'introduction des liquides dans le tube : la réaction a lieu dans tous les cas ; cependant il nous semble préférable de verser d'abord l'urine et l'acide picrique et d'ajouter ensuite graduellement le carbonate de soude ; la neutralisation complète sera annoncée par le début de la réaction, qu'un excès de carbonate alcalin semble accentuer.

On pourrait être embarrassé pour savoir quelles proportions de chaque solution on doit employer ; nous croyons bien faire en fixant les idées à ce sujet par quelques chiffres qui nous ont paru remplir les meilleures conditions d'intensité et de netteté de la coloration.

Nous nous sommes servi de la solution aqueuse d'acide picrique saturée à froid, et nous mélangeons les liquides dans les proportions suivantes :

Urine . . . . . . :	5 cc.
Solution aqueuse saturée de carbonate de soude. .	5 cc.
Solution aqueuse saturée d'acide picrique	2 cc.

La réaction est ainsi très nette et très belle ; si on ajoute 1 cc. seulement de solution d'acide picrique, la réaction est encore nette, quoique moins accentuée; un excès d'acide picrique au contraire, en détruisant la neutralité du liquide, rend la réaction indécise.

Braun (*Journ. für praktisch Chemie*, t. XCVI) que nous avons consulté depuis, conseille le mélange suivant (mais il parle de solution de glycose et non d'urine sucrée) :

Solution aqueuse d'acide picrique au 250e, chauffer à 90° la solution de glycose avec de la soude ; ajouter quelques gouttes d'acide picrique et porter à l'ébullition.

Nous avons voulu nous rendre compte de la sensibilité du réactif, car c'était là un élément important, avant d'en conseiller l'emploi comme pouvant remplacer avec avantage les liqueurs altérables cupro-potassiques. Tout d'abord notons deux particularités : l'addition d'Az H^3 à l'urine, à la place du carbonate de soude, ne permet pas à la réaction de se produire. La réaction produite, le liquide se décolore si on y ajoute un acide, ou bien vire au noir. Conséquence importante : 1° on ne peut remplacer le carbonate de soude en neutralisant par l'ammoniaque.

2° Les tubes à essai doivent être soigneusement essuyés avant l'expérience, surtout s'ils ont été lavés à l'acide nitrique, comme on le fait fréquemment.

Pour éprouver la sensibilité du réactif, nous l'avons essayé soit avec des urines de diabétiques dont la richesse en sucre était connue, soit avec des solutions titrées de glycose, et nous sommes arrivé aux résultats suivants :

Urine contenant 5 0/0 de glycose et au-dessus, réaction très nette.

— $\frac{5}{300}$ réaction nette.

— $\frac{5}{400}$ la réaction est encore nette, mais moins complète.

— $\frac{5}{450}$ est nette, mais par comparaison avec la solution d'acide picrique employée.

— $\frac{5}{600}$ nette, seulement par comparaison.

Au-dessous de ces chiffres, la réaction tend à devenir indécise.

Mais, dans tous ces cas, nous n'avons pas tenu compte de la dilution que fait subir à l'urine la solution de carbonate ajoutée, ce qui double de moitié la sensibilité du réactif : on pourrait, du reste, diminuer la dilution en remplaçant la solution de carbonate de soude par le sel cristallisé employé directement et mis en solution dans l'urine même que l'on veut analyser.

En résumé, on voit, d'après ces chiffres, que l'acide picrique est capable de fournir un bon réactif pour les urines contenant 12 gr. par litre de glycose, mais qu'il peut en déceler des quantités bien moindres puisqu'il donne une réaction appréciable dans une urine ne contenant que 8 gr. environ. Nous rappelons que l'on pourrait ramener ces deux chiffres à 6 gr. pour la réaction nette, et à 4 gr. pour la réaction simplement appréciable, en tenant compte de la dilution que subit l'urine par l'addition de la solution alcaline et de la solution d'acide picrique.

Or, pour affirmer le diabète, dit M. Hardy dans la même clinique, il faut trouver dans les urines au moins 6, 8, 10 gr. par jour. Si on en trouve une quantité moindre, mais à l'état permanent, il faut encore attendre avant de se prononcer. Le réactif est donc suffisant pour un diagnostic exact dans la plupart des cas que l'on est appelé à observer.

Nous terminerons ces considérations par quelques détails sur cette réaction et les composés chimiques qui y prennent naissance.

L'acide picrique en solution portée à l'ébullition et mis en présence d'un corps réducteur produit de l'acide picramique ; ce n'est pas autrement qu'agit la glycose urinaire dans la réaction dont nous venons de parler. Cet acide picramique, encore appelé nitrohématique par Wœhler (1) est donc le résultat de l'action des corps réducteurs sur l'acide picrique.

On l'a encore appelé dinitramidophénol, acide dinitramidophénique ; sa formule correspond à $C^6 H^2 (Az O^2)^2 Az H^2, OH$.

En effet, l'acide picrique ou trinitrophénol $C^6 H^2 (Az O^2)^3 OH$ renferme 3 groupes $Az O^2$ qui peuvent être remplacés successivement par 1, 2 ou 3 groupes $Az H^2$ formant autant de dérivés spéciaux.

Cet acide picramique, le premier de la série, a été préparé par A. Girard, à l'aide du sulfhydrate d'$Az H^3$. On dissout l'acide picrique dans l'alcool à froid, on ajoute un excès de sulfhydrate, on fait évaporer au bain-marie et après avoir repris par l'eau bouillante, on

(1) Voir pour plus de détails concernant les réactions et la préparation de l'acide picramique : Woehler. *Annal. de Pogg...*, t. XII, p. 488. — A. Girard. *Comp. rend. de l'Acad.*, t. XXVI, p. 421. — Braun. *Journ. für praktisch. Chemie*, t. XCVI, et *Bull. de la Soc. chim.*, 1886, t. VI, p. 205. — Carrey Lea. *Améric. Journ. of Sc.*, n° 95. — Pugh. *Annal. der Chemie und Pharm.*, t. XCVI, p. 83.

décompose par l'acide nitrique le picramate d'ammonium obtenu ; l'acide picramique se présente alors cristallisé sous l'aspect rouge rubis que nous avons signalé précédemment. Un excès d'acide azotique concentré le convertit de nouveau en acide picrique.

Il se produit encore lorsque l'on réduit l'acide picrique par les chlorures de fer et d'étain, le sulfate ferreux, le chlorure de zinc, le ferrocyanure de potassium en présence des alcalins ; par les sulfures alcalins, enfin, comme nous l'avons vu, en présence d'une solution alcaline de glycose.

Carey a démontré, et nous avons pu nous assurer que le cyanure de potassium en présence d'$Az H^3$ donne à chaud une coloration rouge avec l'acide picrique.

Ce sont donc autant de corps dont on devra se garder dans l'analyse. Mais la présence de ces corps dans l'urine n'étant pas chose commune, nous pouvons en conclure que l'acide picrique doit être considéré en clinique comme un bon réactif de la glycose et doit être préféré aux liqueurs de cuivre par les médecins éloignés des villes pour les raisons suivantes :

1° Etat solide sous lequel il se présente.

2° Conservation assurée et illimitée.

3° Réaction suffisammont sensible qu'il produit avec la glycose, réaction *colorée*, ce qui ajoute une garantie à son emploi.

4° Propriété qu'il possède de déceler en même temps l'albumine.

5° Facilité avec laquelle il précipite la plupart des alcaloïdes, brucine, strychnine, vératrine, quinine, quinidine, cinchonine et quelques alcaloïdes de l'opium qu'on peut avoir à rechercher dans le même produit d'excrétion.

Il peut donc suffire à lui seul dans une analyse sommaire de l'urine où l'on désire rechercher à la fois le sucre, l'albumine et quelques alcaloïdes.

PARIS. — IMP. V. GOUPY ET JOURDAN, RUE DE RENNES, 71.

www.ingramcontent.com/pod-product-compliance
Lightning Source LLC
LaVergne TN
LVHW010824150926
848035LV00047BA/1314
* 9 7 8 2 0 1 9 6 5 3 0 9 5 *